DES COMPLICATIONS VISCÉRALES

DANS

L'OSTÉITE SUPPURANTE AIGUË SPONTANÉE

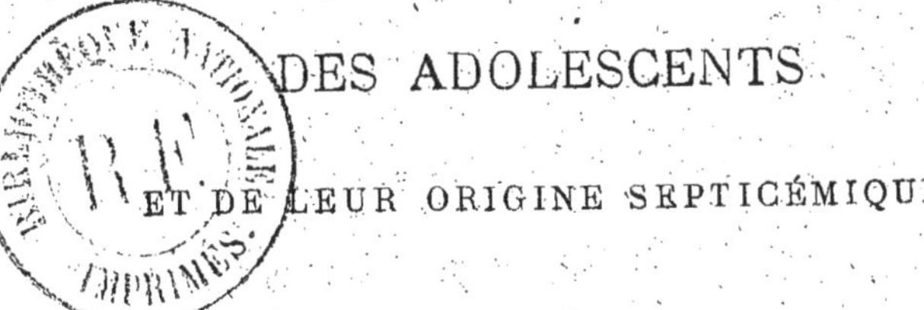

DES ADOLESCENTS

ET DE LEUR ORIGINE SEPTICÉMIQUE

PAR

Le Dr Gabriel BENOIT.

PARIS

A. PARENT, IMPRIMEUR DE LA FACULTÉ DE MÉDECINE

31, rue Monsieur-le-Prince, 31.

1876

DES COMPLICATIONS VISCÉRALES

DANS

L'OSTÉITE SUPPURANTE AIGUË SPONTANÉE

DES ADOLESCENTS

ET DE LEUR ORIGINE SEPTICÉMIQUE

DES COMPLICATIONS VISCÉRALES

DANS

L'OSTÉITE SUPPURANTE AIGUË SPONTANÉE

DES ADOLESCENTS

ET DE LEUR ORIGINE SEPTICÉMIQUE

PAR

Le Dr Gabriel BENOIT.

PARIS

A. PARENT, IMPRIMEUR DE LA FACULTÉ DE MÉDECINE

31, rue Monsieur-le-Prince, 31.

1876

DES COMPLICATIONS VISCÉRALES

DANS

L'OSTÉITE SUPPURANTE AIGUË SPONTANÉE

DES ADOLESCENTS

ET DE

LEUR ORIGINE SEPTICÉMIQUE

En choisissant ce sujet, traité bien des fois par des chirurgiens émérites, nous n'avons pas la prétention de revenir sur la description si bien faite de la maladie, quoique si diversement dénommée : périostite phlegmoneuse diffuse (Giraldès), abcès sous-périostiques (Chassaignac), périostite aiguë, périostite phlegmoneuse (Schutzemberger), ostéo-périostite articulaire (Gamet), ostéo-myélite (Chassaignac), ostéite épiphysaire (Gosselin). Toutes ces dénominations viennent de ce que les auteurs n'ont pas vu les mêmes formes de la maladie, mais seulement des modalités pathologiques.

La meilleure et la plus complète est, sans contredit, celle du professeur Gosselin (Ostéite suppurante aiguë spontanée des adolescents).

Nous nous sommes limité à un point : rechercher la cause de la gravité toute particulière de cette affection.

L'étude des complications viscérales que l'on rencontre chez les sujets atteints d'ostéite aiguë, nous a conduit à rattacher à une cause unique, qui est la formation de produits septiques, même en dehors de toute communication avec l'air, ces accidents généraux qui lui ont fait donner par M. Chassaignac la dénomination frappante de typhus purulent des membres.

Donc, d'après nous, la septicémie est la cause génératrice de cet ordre de lésions. Tous les auteurs qui se sont occupés de la question ont bien mentionné l'infection septique ou purulente comme une terminaison fréquente, mais nous croyons pouvoir aller plus loin et dire : que toute ostéite aiguë de l'adolescence s'accompagne d'une infection de ce genre, l'empoisonnement à un plus ou moins haut degré , constitue seul la différence entre l'intensité variable de chaque cas.

Dans un premier chapitre, nous avons passé rapidement en revue les principales complications viscérales que l'on rencontre, en cherchant si quelques signes particuliers pouvaient nous mettre, pendant la vie, sur la voie du diagnostic ; dans un second , nous nous sommes efforcé de montrer quelle en était l'origine et comment elles se produisaient, en nous appuyant sur les faits cliniques et anatomo-pathologiques.

CHAPITRE PREMIER.

Les complications viscérales de l'ostéite aiguë de l'adolescence sont de deux ordres : les unes sont essentiellement liées au siége de l'affection , les autres surviennent dans le cours de la maladie et n'ont avec elle que les rapports de cause à effet.

Au nombre des premières se trouvent surtout les altérations du côté du cerveau ou de ses membranes d'enveloppe. On les voit survenir à la suite d'inflammation phlegmoneuse aiguë des os de la face et du crâne : ce sont la phlébite des sinus crâniens, les abcès du cerveau, l'encéphalite, etc. Deux causes concourent à l'extension facile de l'inflammation : d'une part, un voisinage des plus immédiats, en second lieu, des communications presque directes par la disposition du système vasculaire. Cet ordre de lésions ne nous arrêtera pas ; elles ne rentrent pas dans la catégorie de celles que nous voulons signaler.

Les complications, au contraire, qui surviennent dans le cours de la maladie, en dehors de toute propagation directe, s'étendent à presque tous les organes thoraciques ou abdominaux, et sont une conséquence de l'état local.

Dans toute inflammation locale , il se forme des produits de dénutrition absorbés par le sang et portés par lui dans l'économie ; ces produits vont impressionner les divers organes et déterminer une fièvre dite inflammatoire, qui varie beaucoup dans ses caractères et son intensité , suivant les quantités de produits résorbés, leurs qualités , et suivant aussi l'état du sujet sur lequel ils agissent.

Si la mort a été rapide, on ne trouve rien, si elle a tardé quelques jours, on trouve des lésions disséminées un peu partout. Parmi les plus fréquentes se présentent, en première ligne, les altérations du côté du cœur (péricardite , endocardite).

Dans le péricarde, on rencontre à des degrés variables toutes les phases anatomiques de l'inflammation de cette membrane. C'est tantôt, tout simplement une hyperémie caractérisée par de fines arborisations, quelquefois tellement intense, que l'on trouve en certains points des ecchymoses, de petits extrava sat sanguins. Tantôt, c'est un tractus fibrineux assez lâche représenté par de légères opalescences, donnant à la surface une apparence striée ou tachetée. Si les fausses membranes sont plus épaisses, plus adhérentes, elles forment sur la séreuse une couche d'un blanc grisâtre, plus ou moins uniforme, avec saillies mamelonnées et représentant tout à fait le type que l'on rencontre assez fréquemment dans d'autres maladies, et que l'on a comparé à deux tartines de beurre séparées l'une de l'autre.

Le plus souvent l'inflammation est exsudative, et l'on se trouve en présence d'un épanchement variable, 50, 100 grammes d'un liquide séreux, quelquefois sanguinolent, même purulent.

Les lésions de l'endocarde siégent surtout sur les valvules. La valvule mitrale est celle qui nous a paru, d'après les faits que nous avons pu relever, prise le plus fréquemment. Elle présente une coloration d'un rouge brun, peu marquée à son bord adhérent, diffuse à sa partie centrale, mais formant une zone foncée sur le bord libre. Sur ce même bord on aperçoit un liseré fin de 0,003 à 0,0004, formant un relief irrégulier ; ce relief est dû à de petites nodosités, de petits mamelons unis les uns aux autres et vivement colorés. Cette coloration n'est pas, comme on pourrait le supposer, le fait d'une imbibition cadavérique ; elle résiste à tout lavage ; du reste, la présence de ces végétations bourgeonnantes suffit pour affirmer cette inflammation. Ces lésions se rencontrent également, mais rarement, sur les valvules sigmoïdes de l'aorte.

L'inflammation peut-elle aboutir, comme dans l'endocardite

primitive, née en dehors de toute affection générale, à la forme ulcéreuse ? Nous sommes tenté de le croire, en raison de la rapidité de son développement dans certains cas, du souffle intense et croissant perçu à l'auscultation, et enfin de l'aggravation rapide de l'état général, une fois l'affection cardiaque confirmée.

Dans les deux observations suivantes, que nous devons à notre ami le Dr Cartaz, alors interne dans le service de M. Giraldès, nous croyons avoir eu un cas de ce genre ; cependant, dans la première, le défaut d'autopsie nous commande des réserves, et nous ne l'admettons qu'à titre de fait probable. C'est, du reste ainsi, que l'a jugé M. Caubet, qui parle de ce fait dans sa thèse inaugurale.

Ostéite aiguë du tibia. Endocardite ulcéreuse. Mort.

D... Marie, âgée de 12 ans 1[2, entrée le 4 juin 1872, salle Sainte-Pauline, n° 23, service du Dr Giraldès. hôpita. des Enfants Malades ; habituellement bien portante, sauf quelques antécédents scrofuleux. Kérato-conjonctivite granuleuse pour laquelle elle a été traitée l'an dernier ; a subi de mauvais traitements, mal nourrie.

Le début de la maladie remonte à 8 jours. Elle se plaignit de douleurs au talon puis dans la jambe : le membre inférieur, siége de ces douleurs, devint rouge, tendu. Depuis deux jours elle a de la fièvre et hier au soir elle a commencé à délirer.

Les parents racontent qu'elle a eu dans la matinée deux vomissements bilieux. On trouve l'enfant couchée dans un état de prostration remarquable, un aspect typhique. Délire calme, peau chaude, sèche, ventre souple, sans tâches ni gargouillement. Rien aux poumons, ni au cœur ; langue sèche, blanchâtre. Pouls 112, température 39,6.

En examinant le membre inférieur, on trouve que la

jambe droite est le siége d'un empâtement œdémateux avec tension des tissus, sans fluctuation manifeste. Au niveau du condyle interne du tibia droit, gonflement dur, douloureux avec rougeur superficielle, limitée en ce point. Rien dans l'articulation du genou, au talon, à l'insertion du tendon d'Achille, abcès du volume d'un œuf de pigeon, peau rouge, amincie, fluctuation évidente. Pas d'adénite inguinale. Lavement avec 1 gr. hydrate de chloral. Potion : 3 gr. extrait de quina.

Le 5 juin. Délire avec agitation pendant toute la nuit. Langue toujours sèche, narines pulvérulentes, ventre souple, indolore. Pas de taches abdominales. Pouls 120, température axillaire 39,4. Lavement 4 gr. chloral, liniment chloroformé, cataplasmes. Le soir, pouls 112, température 40,4; Délire toute la journée sans grande agitation. Pas de changement dans l'état du membre inférieur. Prescription *ut supra*.

Le 6. Pouls 120, température 39, 6. Délire toute la nuit, deux épistaxis légères, vomissements légèrement bilieux, fuliginosités labiales, langue jaune, sèche, un peu de diarrhée; l'abcès du talon s'ouvre à la pression du doigt. Les parents refusant la trépanation de l'os, on ponctionne au bistouri sur le point limité à l'épiphyse supérieure du tibia, issue de 40 gr. de pus rougeâtre ; lavement 3 gr. chloral, potion 1 gr. diascordium, 2 gr. extr. de quina. Soir, pouls 132, température 40,4, diarrhée assez forte, soubresauts des tendons, même délire calme, pas de taches rosées, quelques râles fins à la base des poumons. En pressant sur la jambe, on amène par l'ouverture de la ponction un peu de pus avec quantité de globules huileux (pus médullaire). Lavement, 2 gr. extra-quina, 0,25 musc, 20 gouttes laudanum.

Le 7. Pouls 136, température 40,2. Diarrhée intense, fuliginosités épaisses, délire pendant la nuit, un peu de calme le matin, léger souffle à la pointe du cœur; le premier bruit est sourd et un peu prolongé. Lavement 1 gr. extrait de ratanhia, 1 gr. de laudanum. Soir, pouls 120, température 40,6, pas de diarrhée depuis son lavement, langue sèche, brune, pommettes colorées, pas de dilatation pupillaires, pas de taches rosées, délire tranquille, souffle cardiaque un peu plus prononcé.

Le 8. Pouls 142, irrégulier, température 40,4, délire continuel, pas de diarrhée depuis hier, *bruit de souffle très-manifeste à la pointe et au premier temps*, tremblement généralisé du corps, soubresauts tendineux, toute la bouche est pleine de fuliginosités, rougeur péri-malléolaire avec empâtement, s'étendant même au cou-de-pied, tension avec un peu d'œdème dans la jambe, sans fluctuation, la ponction supérieure laisse écouler peu de pus, rien dans l'articulation du genou, adénite inguinale à peine marquée, congestion pulmonaire légère aux deux bases. Lavement 0,40 musc *ut supra.* Soir, Pouls 120, température 40,3, rougeur avec douleur au niveau des articulations métatarso-phalangiennes des deux premiers orteils du pied gauche, *même intensité du bruit de souffle*, quelques râles ronflants à la base des deux poumons, délire un peu loquace. Soir, pouls 116, température 40,2.

Le 10. Pouls 140. température 40,2. Rougeur érythémateuse avec phlyctène au coude gauche, râles nombreux, fins dans les deux poumons, suppuration fétide, peu abondante, potion musquée. Soir, pouls 128, température 40,6, un peu de diarrhée depuis le matin.

Le 11. Pouls 144, faible, température 39,8. Diarrhée intense, même délire loquace, état local sans changement, *même souffle au cœur très-fort*, râles muqueux abondants dans les deux poumons, langue sèche, fuligineuse, eschare au sacrum, pas de tâches abdominales, ventre souple, empâtement au coude avec rougeur, vient de rejeter par la bouche un lombric. Soir, pouls 128, température 39,2, diarrhée excessivement forte, toux fréquente, même délire, épistaxis dans la journée; 2 lavements contenant chacun : extrait de ratanhia 2 gr. laudanum 1 gr.

Le 12. Pouls 124, température 39,2 ; diarrhée verte, délire avec grande agitation, état local stationnnaire, soir, pouls 140, température 41.

Le 13. Pouls 140, irrégulier, température 41,8, dyspnée, râle trachéaire, mort à 9 heures du matin ; l'autopsie n'a pas été faite.

Ostéite aiguë du tibia. Endocardite. Mort. Autopsie.

G. Eugène, six ans, né à Paris, entré le 9 juillet 1872, salle Saint-Côme, n° 22, service de M. Giraldès; malade depuis une semaine, s'est plaint de douleurs dans le genou, délire depuis 3 jours. Actuellement : gonflement et rougeur au niveau de l'épiphyse supérieur du tibia, épanchement articulaire léger, rougeur diffuse avec phlyctène, pas d'adénite inguinale, œdème de toute la jambe (côté droit). Soir, pouls 128, température 39,8, rien au cœur, délire prononcé; potion, 30 gr. sirop diacode. Respiration très-précipitée couvrant les bruits du cœur qui paraissent sains autant qu'on peut en juger par cette auscultation difficile

Le délire a continué toute la nuit. L'enfant est mort vers le matin.

Autopsie. — 26 heures après la mort. Pas de rigidité cadavérique, congestion pulmonaire aux deux bases. — Pas d'hépatisation. — Foie normal. — Les deux reins sont graisseux, sans dégénérescence amyloïde. — Intestins sains.

Rate d'un volume anormal, non diffluente ; on trouve adhérentes à l'épiploon, du côté gauche, deux petites rates supplémentaires du volume d'une noisette.

Membre inférieur droit : le gonflement s'est en partie dissipé. L'incision des tissus musculo-cellulaires ne fait découvrir qu'un peu d'infiltration œdémateuse. En incisant le périoste sur la longueur du tibia, on le trouve décollé sur toute son étendue, et une couche de pus le sépare de l'os. Pus rougeâtre, peu fluide. Surfaces articulaires du genou saines. Léger épanchement séreux (10 gr.) dans l'articulation du genou, rien dans les épiphyses.

Méninges et cerveau intacts. Sinus gorgés de sang non en caillots. Péricardite pseudo-membraneuse avec 50 gr. environ de sérosité louche dans la cavité du péricarde.

Endocardite assez prononcée de la valvule mitrale, caractérisée par un épaississement du bord de la valvule allant jusqu'à la moitié de son étendue, avec un liseré rouge de 0,002 à 0,004, suivant les points. Pas d'ulcération. Rien dans les gros vaisseaux.

Le tissu musculaire du cœur lui-même peut être envahi, *à priori* l'altération de ses deux enveloppes pouvait donner à penser que le muscle n'était pas à l'abri des causes qui agissent si près de lui. D'autre part, les recherches nombreuses poursuivies ces dernières années dans ce sens, par plusieurs observateurs, ont montré la fréquence des lésions de cet appareil, dans une foule de maladies graves (Hayem, Mort subite dans la fièvre typhoïde. Etude sur les myosites symptomatiques (*Archives de physiologie*, 1869 et 1870). Desnon et Huchard, Complications cardiaques dans la variole (*Union médicale*, 1871). Labadie, Lagrave, Complications cardiaques du croup et de la diphthérie, 1873. Complications cardiaques dans l'érysipèle (Jaccoud, *Gazette hebdomadaire*, 1873).

Nous avons pu, dans un cas, vérifier cette altération du myocarde : le tissu était pâle, avait à peu près perdu complètement son aspect rouge, luisant de l'état normal. Il ne présentait pas non plus, au toucher, sa résistance habituelle, et les parois étaient flasques, mais peu friables. L'examen révéla une dégénérescence granulo-graisseuse des fibres musculaires ; cette dégénérescence paraissait plus prononcée dans le ventricule gauche que dans le ventricule droit.

Nous n'avons pas vu signalés, et n'avons pas constaté nousmême, en dehors de la terminaison par infection purulente, de foyers hémorrhagiques ou d'abcès dans le tissu du cœur. Faut-il rattacher à ces lésions de l'endocarde et du cœur la présence des caillots dans les cavités ventriculaires, ou bien, avec M. Jaccoud, admettre comme causes principales de ces coagulations, que Virchov appelle thromboses marastiques, l'affaiblissement de l'action du cœur, et une altération particulière du sang, qui a reçu le nom d'inopexie, modification par suite de laquelle la fibrine a une tendance anormale à la coagulation.

Nous n'hésitons pas à regarder ces thromboses comme une conséquence de l'endocardite, et partant de la lésion primitive, toutes les fois que nous aurons des caillots durs, fermes, blanchâtres. Les thromboses qui surviennent si facilement dans le système veineux périphérique, tiennent à des causes multiples ; mais l'altération spéciale du sang, la lésion des tissus que ce liquide doit traverser, expliquent la possibilité de ces coagulations.

Rapprochées des lésions cardiaques au point de vue de leur fréquence, les lésions pulmonaires sont loin d'être aussi bien caractérisées.

La plèvre peut, à l'égal du péricarde, être le siége d'exsudats plus ou moins épais, de fausses membranes ou d'épanchements. Les épanchements sont rarement aussi franchement séreux que dans les pleurésies spontanées, et le plus souvent le liquide est légèrement louche, tenant en suspension des flocons albumineux, ou mêlé d'un peu de sang ; nous ne pouvons pas dire qu'il est purulent, ne l'ayant jamais trouvé.

Les poumons sont presque toujours le siége d'une congestion intense localisée aux deux bases, quelquefois étendue à tout l'organe; ils offrent une coloration brun foncé, crépitent encore sous le doigt; un liquide spumeux s'écoule des tuyaux bronchiques lorsqu'on fait une coupe. A un degré plus avancé, on rencontre de petits noyaux apoplectiques, de véritables infarctus pulmonaires disséminés çà et là en nombre variable, tranchant, par leur couleur et leur dureté, avec le reste du tissu : enfin, il y a quelquefois hépatisation de tout un lobe. Cette inflammation étendue doit entrer dans le cadre des complications liées à l'état septicémique, car on la voit se développer progressivement sous l'influence de la maladie première.

Du côté de l'encéphale, en dehors des cas dont nous avons parlé, où la lésion siégeait dans les os du crâne, tout se borne en général, à une suffusion séreuse sous-arachnoïdienne, à un épanchement ventriculaire, à une congestion plus ou moins intense des membranes et du cerveau lui-même, à un état de réplétion des sinus. Les abcès, les thromboses appartiennent à l'infection purulente.

Les viscères abdominaux présentent des lésions mal définies et peu en rapport souvent avec celles des appareils circulatoire et respiratoire. La rate est le plus souvent ramollie, diffluente, presque toujours augmentée de volume ; cette hypertrophie atteint parfois jusqu'à deux et trois fois le volume normal.

Du côté des reins, nous noterons une dégénérescence granulo-graisseuse qui survient quelquefois très-peu de temps après l'invasion de la maladie, comme dans notre seconde observation du nommé G... Eugène, nº 22, salle saint Côme.

Dans un cas d'ostéo-périostite, rapporté par M. Richelot (*Bulletin de la Société anatomique*), l'urine fut trouvée très-chargée d'albumine ; ce symptôme d'une altération rénale coïncidait, du reste, avec un état général des plus mauvais. La terminaison de la maladie n'est pas indiquée ; le malade subit l'amputation de la cuisse.

La dégénérescence amyloïde se rencontre plutôt à la suite d'une suppuration prolongée, quand les accidents aigus s'effacent graduellement, pour faire place à une lésion chronique dont la terminaison est malheureusement trop souvent fatale.

Le foie, fortement hyperémié, est souvent augmenté de volume ; avec cette hypertrophie, on peut aussi rencontrer des taches blanchâtres dues à des embolies capillaires formées par des amas de leucocytes (Hayem) ; ces embolies seraient, pour cet auteur, le premier stade d'évolution de l'infection purulente. M. Cadiat a rapporté, dans les *Bulletins de la Soc. anat.*, une altération qui nous paraît de même nature que celle décrite par M. Hayem ; cependant la description, et surtout l'explication, en diffèrent notablement. Voici un résumé de son observation :

« Jeune homme de 17 ans, mort à la suite d'une ostéite épiphysaire du tibia. Peu de temps avant sa mort, cinq ou six jours à peu près, apparut un ictère qui devint assez rapidement très-intense. Il mourut sans avoir ressenti un seul frisson.

« A l'autopsie, pas d'abcès métastatiques dans le foie ; cet organe est gras et présente une altération uniformément répandue dans toute son épaisseur. Elle est caractérisée par des *taches jaunes* au centre de petits polygones grisâtres, représentant exactement les lobules hépatiques. Traités par l'acide nitrique, ces points jaunes deviennent *vert foncé* ; le reste ne change pas.

« En regardant au microscope une tranche mince de ce tissu, sans aucune espèce de préparation, on voit que les cellules de la périphérie du lobule offrent leur aspect normal. Rien d'apparent non plus dans les vaisseaux sanguins et les canaux biliaires. Au centre, au contraire, les cellules sont imbibées par la bile tout autour de l'origine de la veine sus-hépatique ; elle est donc sortie de ses canaux. »

L'état graisseux du foie survient quand la maladie passe à un état chronique ; la lésion devient alors, comme l'a démontré M. Verneuil, une conséquence de la suppuration prolongée.

Les altérations du tube digestif ne présentent rien de spécial ; un peu d'injection de la muqueuse, quelques légères ulcérations, si l'on a eu des diarrhées prolongées. Aussi, les désordres qui portent sur les voies digestives ne se traduisent guère que par les symptômes observés sur le vivant, tels que vomissements bilieux, diarrhée, etc., etc.

Nous ne nous arrêterons pas à la description des épanchements purulents, des abcès métastatiques, etc. ; ces lésions sont sous la dépendance de la pyohémie et sont bien connues. Nous rappellerons cependant que, quoique séparées comme description, ces lésions sont unes, car la transition entre les deux états qui les engendrent est trop peu tranchée pour qu'une seule et même cause ne préside pas à leur évolution. Ne trouve-t-on pas, en effet, chez un même individu, des accidents divers qui, isolés les uns des autres, pourraient être rapportés, les uns à la septicémie, les autres, plus avancés, à la pyohémie ? Les abcès se présentent à plusieurs états, et ce sont ces états, se traduisant par l'injection vasculaire d'abord, l'infiltration sanguine avec ramollissement ensuite, puis l'infiltration purulente, qui établissent les relations intimes et la transition de ces deux états pathologiques. Telle est, du reste, l'opinion de M. Verneuil.

« J'appelle septicémie, dit M. Verneuil (*Bulletin de l'Académie*, 1869), la maladie générale, provoquée accidentellement par l'introduction d'un virus, et je la range dans la classe de toxémies, des maladies infectieuses, des empoisonnements par matière organique.

Benoît.

2

« Comme tous les poisons, la septicémie peut être foudroyante, ou seulement rapide, ou successive ou lente. Dans le premier cas, elle tue sans laisser de traces. Si le poison pénètre en très-petite quantité, il peut être expulsé, alors la guérison est possible. Si la dose est trop faible pour tuer d'un seul coup, mais trop forte pour être éliminée, la maladie se prolonge, les lésions secondaires surviennent, et l'on a affaire alors à l'infection purulente classique.

« L'infection purulente n'est donc pas une maladie spéciale, mais seulement une terminaison de la septicémie ; c'est l'empoisonnement, plus des lésions fortuites, surajoutées, qui, par leur nature et leur siége, aggravent le pronostic jusqu'à le rendre presque toujours mortel.

« La septicémie et l'infection purulente doivent être conjointement étudiées, car elles sont inséparables. La seconde est à la première ce que la syphilis tertiaire est à la syphilis primaire et secondaire, ce que la cachexie cancéreuse est au cancer, ce que la phthisie est à la scrofule, etc., etc. »

Etant donné ce fait anatomique de l'existence de lésions du côté des organes viscéraux, peut-on, dans le cours de l'affection, assister à leur naissance, à leur évolution, en un mot, en porter le diagnostic ?

Pour n'en prendre qu'une des plus significatives, l'endocardite, on sait combien la forme secondaire ou symptomatique est silencieuse dans son invasion. « La forme infectieuse elle-même, dit Jaccoud, peut demeurer ignorée, malgré les symptômes graves qu'elle provoque d'emblée, parce que ces phénomènes sont aisément mis sur le compte de la maladie générale. Abstraction faite de quelques cas exceptionnels, l'endocardite est du nombre des maladies qui ne se dénoncent pas elles-mêmes ; elle veut être cherchée, et elle n'est saisie que par l'exploration directe. »

Ces préceptes s'appliquent d'une façon générale aux lésions

des autres organes; en effet, confondus avec ceux de la maladie première, les symptômes ordinaires n'ont plus une signification précise, et c'est de l'examen détaillé de chacun d'eux que ressortira une certitude qui est loin d'être complète.

Parmi les signes généraux qui pourraient déceler la complication, en tant que maladie isolée, nous avons la fièvre, l'élévation de température, la rapidité du pouls, etc. Mais, dans le cas présent, avant l'apparition du moindre trouble du côté des organes, nous avons des symptômes généraux des plus accentués, des plus graves. Dès les premières heures, l'enfan tombe dans un état de prostration , d'abattement avec apparences typhiques; la fièvre s'allume, le pouls monte rapidement à 130, 150 et même 180 ; la température s'élève à 39°,5, 40° et 41°. Le système nerveux est violemment ébranlé, un état hyperesthésique plus ou moins généralisé, des douleurs spontanées intolérables arrachant aux malades des cris perçants. Au milieu de ce cortége effrayant, comment pouvoir discerner ce qui appartient à un fait et ce qui appartient à l'autre. M. Culot, dans sa thèse (1871), dit que les observations thermométriques n'ont pas été jusqu'ici prises assez souvent et avec assez de suite, pour qu'on puisse en tirer quelques conclusions. Wunderlick a noté, dans un cas, la marche rémittente caractéristique de la fièvre typhoïde dans toute la deuxième semaine ; d'une façon générale, la marche thermique lui a présenté des fluctuations irrégulières, mais en réalité insignifiantes.

L'examen de nos observations et de celles où la température a été notée, ne permet pas, en effet, de reconnaître au simple tracé, l'invasion d'un nouvel accident. Dans une , cependant , nous trouvâmes un jour, coïncidant avec une ascension assez notable, une modification du timbre des bruits cardiaques, mais elle était si peu marquée, que les jours suivants on ne notait presque rien. A l'autopsie, on trouva une péricardite avec épanchement et de la dégénérescence graisseuse du cœur. Voici cette observation :

Ostéite aiguë du tibia. Amputation de la cuisse. Mort. Autopsie. Degénérescence graisseuse du foie et des reins. Péricardite. Myocardite.

B... (Henri), âgé de 11 ans, entré le 23 juillet 1872, salle Saint-Côme, n° 27, service de M. Giraldès, hôpital des Enfants-Malades ; d'une bonne santé habituelle ; est tombé, il y a six semaines, sur le genou en jouant au jeu de saute-mouton. Quelque temps après, se plaint de douleurs dans la jambe. Il s'alite, la jambe droite se tuméfie ; un médecin fait une ponction au bistouri. Au dire des parents, il s'écoule près d'un litre de pus (?). Cette ouverture a été faite il y a environ vingt jours. Érysipèle consécutif parti de la plaie et qui s'est limité au membre malade. Délire depuis trois ou quatre jours pendant la nuit.

A son entrée, on trouve l'état suivant : figure légèrement bouffie, téguments pâles, langue blanche. Pas de délire ; l'enfant répond bien aux questions qu'on lui adresse. La jambe est fléchie sur la cuisse, elle est le siège d'une tuméfaction œdémateuse remontant jusqu'au-dessus du genou, avec rougeur limitée autour de la plaie. L'articulation du genou est tendue, ne présentant pas cependant de fluctuation intra-articulaire, mais les mouvements d'extension de la jambe déterminent de violentes douleurs. A la face antérieure de la jambe, tiers moyen, plaie de 0,08 de longueur. Par cette plaie on pénètre jusqu'au tibia dénudé sur une longueur de 10 centimètres.

On établit une contre-ouverture à la partie postérieure de la jambe. Tube à drainage. Potion 2 gr. extr. quina.

25 juillet. L'enfant a de l'appétit ; délire un peu dans la nuit ; suppuration abondante. Toujours même tuméfaction œdémateuse. Temp. 37,8, soir 38,6.

Le 26. Même état local. Pas d'albumine dans les urines. Rien au cœur. Même pâleur des téguments. Un peu d'œdème des bourses. Temp. 38, soir 38,4.

Le 27. Tuméfaction considérable sans trace de fluctuation. Passage d'un second drain par la première plaie en faisant la contre-ouverture dans un point plus déclive. Il s'écoule peu de pus. Un petit trajet fistuleux, au-dessous de l'articulation fémoro-tibiale, débridé un peu largement, conduit sur l'épiphyse du tibia complètement érodée. Un peu de diarrhée. Délire toutes les nuits. Lavement 3 gr. chloral. Temp. 37,8, soir 38,8.

Le 28. Rien au cœur; pas d'albumine dans les urines; même état local. Pas de frissons. Temp. 38, soir 39,2.

Le 29. Subdélirium dans la journée. Pas de foyer apparent. Suppuration assez abondante. *Le premier bruit du cœur paraît un peu plus rude.* Temp. 39, soir 40,4.

Le 30. Pas de frissons, pas de douleurs du côté du foie ni de l'abdomen. Diarrhée un peu forte. Vers le soir a eu quelques vomissements alimentaires. Facies non grippé. Les bruits du cœur ne paraissent pas très-modifiés. On ne sent pas de fluctuation à la cuisse. Temp. 39,2, soir 41.

Le 31. Ce matin, vers six heures, petit frisson d'un quart d'heure de durée environ. Pâleur très-marquée. Langue un peu sèche. Œdème très-prononcé de tout le membre inférieur droit jusqu'aux parois abdominales. Œdème des bourses. On ne perçoit pas de nouveaux foyers de fluctuation.

M. Giraldès pratique l'amputation de la cuisse au tiers moyen. Lambeau externe, quatre ligatures. Pansement ouaté. La moelle a saigné d'une façon particulière.

Autopsie de la jambe : tous les tissus, cutané, cellulaire et musculaire sont le siége d'une infiltration œdémateuse intense. Périostite intéressant tout le tiers supérieur du tibia ; à la partie antérieure, le décollement est complet. Sur les autres points le périoste est épaissi, faisant corps avec les tissus lardacés sus-jacents. Ostéite aiguë avec moelle ramollie, d'un rouge sombre, avec points noirâtres qui semblent être des foyers hémorrhagiques. Cartilages articulaires du tibia présentant des surfaces ulcérées à l'emporte-pièce. Sérosité trouble dans l'articulation. Le cartilage articulaire du fémur est érodé au niveau du condyle externe. Soir, temp. 39,2 ; suintement séreux à travers le pansement. Pas de nouveau frisson. 1 gr. sulf. de quinine. Lavement 2 gr. chloral.

1er août. Bruits du cœur sourds. Teinte subictérique des téguments. Pas de douleur du côté du foie. Pas de frissons. Temp. 39, soir 40,3.

Le 2. Un peu de diarrhée; facies grippé. Temp. 39, soir 40.

Le 3. On enlève le pansement taché par le suintement. Plaie sèche, sans suppuration, sans trop d'odeur. Pansement alcoolisé. Œdème de la cuisse. Diarrhée intense. Dépérissement marqué. Temp. 39,2, soir 40,4.

Le 4. Temp. 40,2.

Le 5. Diarrhée intense. Pas de frissons. L'enfant s'affaiblit de plus en plus. Plaie tout à fait sèche. Temp. 39,6, soir 39,2.

Le 6. Émaciation extrême. Facies grippé. Diarrhée toujours très-forte. Somnolence avec subdélirium. Rien de nouveau du côté du cœur. Bruits sourds. Temp. 38,4, soir 38,6; mort le soir.

Autopsie trente-six heures après la mort. On ne peut examiner la cavité crânienne. Congestion des lobes inférieurs des poumons. Liquide spumeux dans les bronches. Adhérences pleurales du poumon droit. 50 gr. de liquide séreux dans le péricarde dont la surface est dépolie. Rien au cœur du côté des orifices. Le tissu du cœur examiné ultérieurement a dénoté une myocardite plus marquée du côté gauche que du côté droit. Foie gras; reins en dégénérescence graisseuse.

Ostéo-myélite du moignon. Périoste décollé à 0,05 de la plaie. Pas de foyers purulents dans la cuisse. Pas d'abcès métastatiques.

Du fait de la fièvre et des modifications qu'elle apporte dans l'état du sujet, on ne peut donc inférer en rien à une complication viscérale.

Les signes locaux et surtout certains d'entre eux ont une tout autre valeur; en ne les négligeant à aucun moment, l'observateur pourra souvent vérifier l'existence d'une lésion.

Est-ce à dire que, maître de ce diagnostic, il pourra agir plus efficacement contre le symptôme ou contre la maladie elle-même? Hélas! non. Il faut avouer malheureusement que cette constatation ne fournira pas une arme de plus au médecin; par contre, elle permettra de donner au pronostic plus de certitude; à notre avis, c'est quelque chose.

Pour les affections cardiaques, l'auscultation démontrera l'existence d'un bruit de souffle, or, la présence d'un bruit de souffle systolique, localisé à la pointe du cœur, est un des meilleurs signes de l'endocardite. Aussi, malgré l'impossibilité de constater la lésion *post mortem*, nous appuyant en cela sur l'opinion de M. Giraldès, dans le service duquel était ce malade, nous croyons pouvoir ranger parmi les faits d'endocardite aiguë survenue dans le cours de l'ostéite, l'observation que nous avons citée.

Les palpitations, la douleur sont des signes subjectifs, bien difficiles à rapporter par des sujets de l'âge de ceux qu'atteint cette affection; en admettant même qu'on ait affaire à des adolescents capables de rendre compte des sensations éprouvées, il est bien aisé de comprendre que ces signes disparaîtraient dans le cortége des autres symptômes,

Les mêmes remarques s'appliquent aux complications pulmonaires; cette congestion, qui dépend bien de l'infection septique, puisqu'on la trouve généralisée à une foule d'organes, survient graduellement, progressivement, et peut facilement passer inaperçue.

Les lésions rénales seront indiquées par l'examen fréquent des urines; la présence d'albumine ou d'éléments anatomiques spéciaux, révélera le degré de l'altération. Nous n'avons pas eu l'occasion de faire ces recherches. Il est du reste très-difficile de recueillir de l'urine chez les enfants autrement que par le cathétérisme. Mais les faits anatomiques sont là pour prouver que la lésion existe et que, si elle n'a pas été constatée avant la mort, c'est qu'on ne l'a pas pu rechercher.

En dehors des signes de matité fournis par la percussion, l'accroissement de volume de la rate se révélera souvent par une douleur assez vive dans l'hypochondre gauche. Cette douleur est-elle en rapport avec l'hypertrophie survenue quelquefois rapidement, ou tiendrait-elle à l'apport d'une plus grande quantité de sang chargé de principes toxiques? c'est ce que nous ne saurions dire. Quoi qu'il en soit, en dehors des abcès métastatiques, la rate présente peu de lésions.

Ces différentes lésions peuvent se confondre avec les manifestations d'une autre maladie; pour ne parler que d'un de ces signes, le bruit du souffle est-il toujours l'indice d'une complication cardiaque? Depuis longtemps on a signalé, et M. Chassaignac a le premier bien décrit ces troubles, qu'il rattache à l'état anémique. « Des troubles profonds, dit-il, dans la constitution générale du fluide sanguin, se sont présentés chez plusieurs malades. A ce titre, doit être notée l'anémie très-prononcée vers le douzième jour. Aucun malade n'avait subi d'autre émission sanguine que celle qui pouvait dépendre des incisions. Pouls dicrote, souffle continu dans les carotides, souffle au premier temps du cœur, décoloration, etc. »

Pour M. Gamet également, le bruit de souffle révèle l'anémie.

Nous admettons volontiers qu'il en est ainsi dans quelques cas ; mais ces bruits de souffle se présentent alors avec des caractères bien différenciés. Ils ont tous les signes du bruit de souffle anémique : souffle doux, musical, propagé dans les vaisseaux du cou, siégeant à la base et surtout, caractère bien tranché, ayant des intermittences, en un mot, fugace. Ce serait méconnaître les transformations organiques qu'entraînent les pyrexies, que de ne pas admettre des modifications vasculaires susceptibles par elles-mêmes d'engendrer ces souffles. Mais nous devons ajouter aussi que ces bruits de souffle temporaires se rencontrent surtout dans les cas qui guérissent ou qui passent à l'état chronique, dans ceux où la maladie est restée, pour ainsi dire, locale et ne s'est pas accompagnée des désordres dont nous avons parlé.

Est-ce bien, du reste, un état anémique proprement dit que présentent les malades? Voici comment le caractérise dans ses leçons M. Giraldès :

« Bientôt la suppuration entraîne un état de chloro-anémie qui entrave toute réparation, anémie toute particulière, à signes caractéristiques, accompagnée de perte de l'appétit, de troubles dans les fonctions digestives. L'assimilation est défectueuse : il y a, pour ainsi dire, une véritable cachexie; le rôle physiologique de la peau est perverti, la respiration anormale, enfin, se montre quelquefois une diarrhée colliquative que rien n'arrête; la mort met un terme à ces détériorations successives. »

Ce rapide aperçu fait voir combien sont multiples ces complications; aucun organe n'y échappe; à un plus ou moins haut degré, tous présentent des altérations. Peut-on croire que l'état fébrile, à lui seul, ou qu'une influence diathésique

puisse déterminer un tel ensemble de lésions? Nous ne le pen
sons pas. A quelle cause alors les rattacher? C'est ce que nous
allons étudier maintenant.

CHAPITRE II.

La question étiologique de l'ostéiste aiguë de l'adolescence
est encore loin d'être résolue à l'heure qu'il est. Pour ne vou
loir qu'une cause, chacun lui a attribué une origine différente,
Pour la plupart des auteurs, cette affection est secondaire à une
maladie générale préexistante. « Ce que nous voulons, avant
tout, dit M. Gamet, c'est une infection antérieure qui préside
aux manifestations locales. »

Le scorbut, la syphilis, la scrofule ont tour à tour été mis en
cause, comme le prouvent les dénominations appliquées par
Graves, Gerdy, Wormser (périostite syphilitique suppurée, périostique scorbutique suppurée). Quant à la scrofule, elle n'a jamais semblé avoir influencé la naissance du mal; elle ne doit
figurer que comme agent secondaire, favorisant l'invasion de
la maladie par l'état de santé précaire ou débilité des sujets.

Le rhumatisme a paru dans bien des cas la cause première
de l'affection osseuse; des chirurgiens d'une grande autorité
ont rattaché à cette étiologie toutes les lésions intercurrentes,
et pour eux, il n'y a que des degrés d'intensité et de localisation
entre le rhumatisme et l'ostéite aiguë. On sait toute l'extension
que Roser a donnée à cette hypothèse en créant, sous le nom de
fièvre pseudo-rhumatismale des adolescents, une entité morbide distincte, indépendante. M. Bœckel (Nouvelles considéra-
tions sur la périostite phlegmoneuse, *Gaz. de Strasbourg*, 1869),
sans admettre complètement la théorie de Roser, l'accepte
assez volontiers, faute sans doute d'une meilleure explica-

tion. « Il sera toujours difficile de prouver qu'une pleurite ou une péricardite suppurée doivent être rangées dans la même classe avec les périostites phlegmoneuses, mais on ne peut pas non plus le contester d'une façon absolue. » C'est aussi la présence de complications cardiaques qui faisait dire à M. Giraldès (Bull. de la Soc. anatomique, 1865, p. 280) que l'influence rhumatismale, comme cause de développement, devrait être étudiée, car chez l'un de ses malades, il y avait péricardite aiguë.

Pour admettre la cause rhumatismale, les auteurs se sont basés sur l'influence du froid sur le développement de l'affection, sur les douleurs articulaires et musculaires et sur les lésions viscérales concomitantes. Avec M. Culot (De l'inflammation primitive des os, thèse de Paris 1871), nous rejetterons ces faits comme insuffisants, le premier n'est pas constant, le second tient à des lésions de voisinage ou propagées et se rencontre dans tous les mouvements fébriles un peu prononcés. Quant au troisième, nous espérons montrer qu'il est la conséquence d'un état particulier né sous la dépendance de l'affection locale. Les lésions endopéricardiques constituent bien, en faveur de la nature rhumatismale de la maladie, un argument, mais on trouve avec elles dans l'ostéite aiguë, d'autres lésions qui plaident bien plus l'admission d'une complication, et il faudrait au moins admettre, dans le cas où l'on ferait valoir cette hypothèse, une singulière forme de rhumatisme, n'alternant jamais avec d'autres formes plus modestes, rhumatisme localisé très-souvent et aboutissant à la suppuration très-rapidement. Ces trois ordres de faits suffisent pour juger la question, ils sont contraires au type général de l'affection rhumatismale.

Dans son rapport à la Société anatomique sur la candidature de M. Henrot, M. Duguet est porté à assimiler l'ostéite au phlegmon diffus. S'il est, dit-il, une maladie générale qui ait une

grande analogie avec la périostite phlegmoneuse, c'est le phlegmon diffus. Personne n'osera nier qu'un principe général ne
préside au développement de cette dernière maladie et cependant la nature de ce principe est encore à découvrir. Chassaignac avait également vu ces relations de la périostite avec le
phlegmon diffus, il les rapprochait en raison de la nature de
leur cause, de leur gravité, de leur marche, de leur mode de
production l'une par l'autre et de leur existence simultanée
dans plusieurs cas. M. Louvet est aussi très-explicite à cet égard :
cette affection, dit-il, est caractérisée par deux ordres de symptômes :

1° Les uns locaux, pouvant être rapportés à une inflammation
aiguë et suppurée du périoste, simple ou multiple, très-fré-
quemment compliquée d'ostéite, souvent d'ostéo-myélite, plus
rarement d'arthrite et de décollement des épiphyses.

2° Les autres généraux, presque toujours très-graves, jouant
un rôle capital, essentiel, et donnant à l'affection un cachet
spécial qui l'a fait placer, par beaucoup de ceux qui ont étudié
la question, à côté des pyrexies, des maladies infectieuses et
particulièrement *du phlegmon diffus*.

En tenant compte de la différence de structure du tissu, il faut
pourtant avouer qu'il y a une certaine ressemblance qu'on est
peut-être porté à regarder trop comme une identité absolue;
de plus, on cherche à établir également pour le phlegmon cette
question d'un principe général antérieur qui en favoriserait le
développement; en faisant de ce principe un effet secondaire,
on sera dans le vrai. C'est dire que pour nous la cause primor-
diale quelle qu'elle soit, qui donnera naissance à l'ostéite, n'est
pour rien dans la gravité des symptômes. Cette gravité tient à
l'intensité et à la généralisation de l'inflammation, à la constitution particulière du tissu lésé, à des conditions spéciales tenant à sa structure, en un mot, à une infection septique survenue dès les premières heures de la maladie.

En étudiant la marche de l'ostéite aiguë de l'adolescence, les symptômes qu'elle présente, les accidents et les lésions qui l'accompagnent, on trouve plus d'un point de ressemblance avec les accidents dus à la septicémie; nous dirons plus, il y a analogie complète. Qu'on se reporte en effet à l'étude chimique, qu'on regarde les résultats des expériences si nombreuses faites ces derniers temps sur la septicémie, et l'on trouvera des altérations identiques à celles que nous signalons chez nos malades. Le sang du cœur et des veines a les caractères du sang dissous; dans les poumons, on trouve de la congestion, des îlots d'apoplexie, des ecchymoses sous-pleurales (Vulpian, Bullet. de l'Académie de médecine 1873). Klebs a constataté la présence de spores infectants au milieu des lésions d'une ostéo-myélite spontanée. Nous devons avouer que sur deux des malades nous avons recherché avec M. Cartaz, interne du service, dans le sang pris par une piqure de la pulpe digitale, la présence de bactéries ou d'autres organismes inférieurs, et que nous n'avons rien trouvé.

Quant à la présence de vibrions et de bactéries dans le pus, elle a été constatée depuis longtemps. Nous signalerons plus loin les expériences de MM. Gosselin et Bergeron à ce sujet.

Les différents auteurs qui ont étudié cette forme d'ostéite ont bien signalé cette complication d'accidents septiques et pyohémiques ; mais ils ne voyaient là qu'une terminaison de la maladie. Ils ne faisaient que confirmer un fait chirurgical bien connu; mais il restait à expliquer cette gravité toute spéciale de cette forme d'ostéite.

Cette gravité tient à plusieurs causes : l'intensité de l'inflammation, son extension rapide, et elle tient surtout à la facilité avec laquelle se produit l'intoxication de tout l'organisme.

L'inflammation de l'os chez les jeunes sujets a pour caractère de se développer brusquement, violemment; ce travail débute, pour ainsi dire, dans tout l'os à la fois, toutes les cavités se remplissent de pus en même temps (Chalvet). Le périoste, dit M. Giraldès dans sa Clinique, est épaissi, uni aux parties molles par du tissu cellulaire plus dense qu'à l'état normal, il est séparé de l'os, ramolli, perforé par places.

Le périoste est séparé de l'os dans une étendue variable. Tantôt cette sorte de dissection est bornée à une portion de la diaphyse, tantôt elle intéresse toute la longueur de l'os à la surface duquel on aperçoit des dépôts périostaux qui la rendent inégale.

En pratiquant une coupe longitudinale sur la diaphyse, on trouve la substance spongieuse rouge, brunâtre, raréfiée, comme ramollie. La substance médullaire est rouge, jaunâtre, parsemée de dépôts purulents. Ce sont des faits de ce genre qui ont conduit M. Chassaignac à donner à cette maladie le nom d'ostéomyélite.

D'un autre côté chez les enfants le périoste ayant des rapports très-intimes avec le cartilage interépiphysaire qui, lorsqu'il est atteint, se ramollit, alors des contractions musculaires, des secousses brusques, des pressions même légères suffisent pour arracher l'épiphyse. C'est pour cette raison, sans doute, que M. Gosselin a donné à cette affection le nom d'ostéite épiphysaire.

La constitution particulière des os longs à cette période de la vie rend compte de cette intensité des phénomènes : nous trouvons en effet sous le périoste, au niveau des épiphyses, une couche épaisse d'éléments jeunes (couche sous-périostale, blastème sous-périostal d'Ollier) qui se continue sans interrnption avec les espaces médullaires de la substance spongieuse et avec la moelle elle-même par ces amas de grosses cellules (ostéoblastes de Gegenbauer) qui remplissent le vide des canalicules vasculaires. Le tissu médullaire forme pour l'os un tout continu. Ajoutons à cela la vascularité toute spéciale de la moelle, la connexion intime des vaisseaux avec ces éléments médullaires et l'on trouvera dans ce fait la tendance rapide à la généralisation. Bien plus, il rend compte de cette infection rapide sur laquelle nous voulons insister.

« Si l'on examine le pus, dit M. Chassaignac (Traité de la suppuration et du drainage chirurgical, abcès sous-périostiques) sous le rapport de ses qualités, on voit qu'il est généralement de mauvaise nature, du moins, voulons-nous dire par là, qu'il n'est pas franchement phlegmoneux. On le trouve par exemple mélangé quelquefois de caillots sanguins, d'autres fois, mal lié, sanieux, âcre et irritant. Mais les deux caractères sur lesquels il nous importe d'insister, parce qu'ils donnent lieu à des conséquences pratiques d'une certaine importance, c'est, d'une part, la présence des globules huileux, d'autre part, la fétidité primitive du pus ».

Les globules huileux ne sont autre chose, d'après les recherches de M. Follin, que le suc huileux des os, nageant à la surface du pus. »

Quant à la fétidité du pus, M. Chassaignac l'attribue à la nature putride de l'affection et à la présence de portions sphacelées dans le foyer de l'abcès.

Dans le mémoire qu'il a publié dans les *Archives de médecine* (novembre 1858. — Ostéites épiphysaires des adolescents), M. Gosselin admettait déjà comme cause de la gravité particulière de la maladie, l'infection par les matières toxiques. « L'infection arrive, selon moi, parce que le pus provenant d'un organisme épuisé par une fièvre grave, s'altère facilement et fournit des matériaux toxiques au contact de l'air, et parce que ce même organisme, affaibli, ne peut lutter efficacement contre l'atteinte de l'empoisonnement miasmatique purulent. »

Ainsi, bien avant les expériences d'Otto Weber, de Billroth lui-même et de Panum, M. Gosselin avait signalé le passage de matériaux toxiques dans le sang.

Ce paragraphe explique, on le voit, assez nettement cette

altération septique dont M. Gosselin a donné aussi l'explication théorique, pour laquelle il n'est même pas nécessaire de faire intervenir un agent désorganisateur, car il n'est pas besoin du contact de l'air. Dans les cas où l'incision n'a été faite que fort tardivement, ou mieux, n'a jamais été faite, par conséquent où le foyer purulent était complètement à l'abri de l'air, les signes généraux d'infection existaient déjà et cette infection était confirmée par les résultats nécropsiques. M. Culot avait signalé ce fait : ces lésions viscérales, dit-il, surviennent également et chez les sujets dont les abcès sous-périostique sont été largement ouverts et chez ceux où on les a respectés. L'observation que nous avons citée plus haut du jeune G... (Eugène), vient à l'appui des faits que nous avançons; dans ce cas, le foyer ne fut ouvert que sur le cadavre, et l'on a cependant trouvé une péricardite pseudo-membraneuse avec légère endocardite de la valvule mitrale. Il y a donc en l'absence de toute influence délétère apportée du dehors, une infection locale, pour ainsi dire spontanée, c'est là le type de l'auto-infection de M. Verneuil.

M. le Dr Albert Bergeron a fait, dans le service de M. le professeur Gosselin, de nombreuses recherches sur la présence des vibrions dans le pus des abcès soustraits au contact de de l'air, recherches dont il a présenté les résultats à l'Académie. Se mettant à l'abri de toute cause d'erreurs du côté des instruments employés, ayant eu soin de vérifier l'eau distillée dont il devait se servir, avec le microscope de Nachet, oculaire n° 2 et objectif n° 5, contrôlant ses premiers examens à l'aide de la lentille à immersion qui va jusqu'à 1400 diamètres, M. Albert Bergeron à constaté les faits suivants : les vibrions se rencontrent dans le pus des abcès chauds sans qu'on puisse invoquer le contact avec l'air extérieur; 2° les vibrions peuvent être considérés comme indiquant un état inflammatoire sérieux et une tendance à la décomposition des humeurs qui les renferment ; 3° il ne faut pas rejeter l'intervention possible des vibrions dans la pathogénie de l'infection purulente.

Quelle est la cause intime de cette septicémie qu'on pourrait qualifier de spontanée ?

Il nous semble que, loin de rejeter l'intervention des micro-organismes dans la pathogénie de l'infection purulente, nous pouvons, au contraire, émettre l'hypothèse que leur présence est l'origine des accidents, en un mot, qu'ils sont l'élément infectant.

M. Bouloumié dans une note présentée à l'Académie des sciences par M. Pasteur, nous apprend que les vibrions, les bactéries tendent à envahir les parties voisines et qu'ils donnent lieu a des abcès de voisinage.

Pourquoi n'envahiraient-ils pas, par la voie de la résorption, un organe sain, ne provoquant souvent qu'une réaction, mais pouvant y développer la septicémie, par leur action toxique d'abord, puis ensuite par l'action virulente des éléments qu'ils auraient désorganisés ? Nous le répétons, nous n'émettons-là qu'une hypothèse, et si on se refuse à l'admettre, on peut invoquer l'opinion suivante de M. Gosselin, que cet illustre chirurgien a émise il y a bien longtemps (Mémoire à la société de chirurgie 1855. Remarques sur les fractures en V et sur les infections auxquelles elles donnent lieu). Pour lui, la graisse médullaire est probablement l'origine du poison. « Quand un os se prend d'ostéite aiguë (Cliniques de la charité), la moelle participe à l'inflammation que je suis toujours obligé de faire intervenir pour une certaine part dans l'évolution des phéno-mènes précédant l'établissement de la suppuration. Cette moelle s'hyperémie, s'infiltre de sang qui s'échappe de ses vaisseaux congestionnés ; de matière plastique exsudée par ces mêmes vaisseaux ; une partie de la graisse et des matières albuminoïdes qui forment la moelle s'échappe et se mélange avec la sérosité, les caillots, les exsudats. Le tout, se décompose tant par le fait de

Benoît.   3 ce mélange que par une action de l'air comparable à celle que produit la putréfaction. » Billroth, de son côté, estime que la moelle en voie de putréfaction est dangereuse pour l'organisme tant qu'il ne s'est pas formé une ligne de démarcation, tant que les vaisseaux lymphatiques dans le voisinage immédiat resteront ouverts.

Comment ces matériaux entrent-ils dans l'économie ? Que de doctrines, que de théories à ce sujet, depuis Darcet, Gaspard et Magendie (1823), Bouillaud (1825), Dance et Blandin, Bonnet de Lyon (1827), Bérard, jusqu'à Sédillot, Alph. Guérin, J. Juérin et Maisonneuve. M. Gosselin nous donne encore une excellente théorie basée sur des expériences nombreuses, après avoir eu la preuve, que la phlébite suppurée, chez les sujets atteints d'infection purulente, manquait plus souvent que ne le lui avaient fait croire les travaux de ses devanciers. En examinant les os des sujets qui avaient succombé dans son service de l'hôpital Saint-Louis, après l'émeute de 1848, M. Gosselin constata de la suppuration et des altérations putrides de la substance médullaire, et présuma, conformément à l'opinion de Blandin, que le pus au lieu de se former dans les grosses veines, avait pris naissance dans celles de la moelle, et qu'une phlébite osseuse avait été le point de départ de l'infection. Mais ce qui frappa le plus cet éminent chirurgien, c'est l'altération profonde de la substance médullaire dans laquelle il ne trouva pas de veines suppurées; il constata qu'elle était gangrenée, mélangée de sang altéré, de pus décomposé. Il se demanda alors si ces produits ne pouvaient pas passer dans le torrent circulatoire sans être entraînés par le pus lui-même.

Il fallait pour cela prouver que la surface des plaies et des os fut absorbante. Bonnet de Lyon l'avait admis pour les premières. Ici commencent les belles expériences de M. Gosselin en 1854 et 1855 sur l'homme et les animaux vivants, avec iodure de potassium, à la suite desquelles cet habile observateur acquit la certitude que la surface du canal médullaire était absorbante et que le passage des matières putrides pouvait se faire et occasionner l'infection, sans que les veines prissent part à la suppuration et sans que le pus servît de véhicule aux putridités.

Nous avons cherché s'il y avait dans cette maladie une espèce de fermentation butyrique ou lactique, dont les produits engendreraient un état similaire ; ces recherches sont fort délicates et dans les quelques expériences que nous avons entreprises, nous ne sommes arrivé à aucun résultat probant. Le point de départ de ces expériences était le suivant : connaître la quantité d'acide lactique et butyrique, contenue dans un os sain, à l'état libre ou combinée (sels de chaux) et comparer avec la quantité donnée par un os que nous enflammions mécaniquement par des cautérisations au fer rouge. Nous le répétons, nous n'avons rien trouvé de concluant. Des analyses chimiques plus complètes donneront peut-être un jour la clef de ce difficile problème, mais il est bon de rester jusqu'à démonstration complète, sur le terrain de l'observation clinique et d'admettre que c'est le pus (aidé, bien entendu, de conditions spéciales d'absorption) qui provoque ces accidents. Mais le pus, emprisonné dans bien des maladies au sein de cavités profondes, est loin de déterminer toujours de pareils accidents. Il y a, en effet, une explication de ce fait; *sous l'influence de cette généralisation inflammatoire rapide,* il se produit dans l'ostéite des obstructions capillaires, de petits épanchements sanguins, des arrêts de circulation qui entraînent des gangrènes moléculaires, *la production de liquides septiques, capables d'engendrer l'infection.* On n'a qu'à ouvrir un os ainsi lésé pour constater d'une part ces phlébites capillaires, si multipliées que Klose en avait fait le point de départ de l'affection dénommée par lui, méningo-ostéo-phlebite; d'autre part, ces infiltrations sanguines, *ces nécrobioses par-*

cellaires qui se révèlent par les caractères cliniques et microscopiques.

Nous trouvons la confirmation de cette origine infectieuse par les éléments du pus dans un travail publié par M. Hayem dans *la Gazette hebdomadaire* (1871. Des embolies capillaires dans la pyohémie). L'auteur appelle l'attention sur la présence d'embolies capillaires par les leucocytes dans ces cas de pyohémie où manquent les lésions apparentes. Il cherche à établir par là que certains cas de septicémie ne seraient que de l'infection purulente dont les altérations se présenteraient à un degré d'évolution moins avancé. Des recherches de M. Hayem nous retiendrons surtout ce fait, c'est que, « dans l'étude de la résorption du pus, il faut tenir compte, non-seulement des propriétés du liquide qui tient les leucocytes eu suspension et qui pénètre de dehors en dedans dans les vaisseaux, mais encore des altérations que subit le globule lui-même, de la perte de sa structure anatomique et. de ses propriétés physiologiques. »

En effet, ces éléments altérés, chargés de particules de fibrine, de vibrions ou d'autres organismes inférieurs, peuvent entrer dans le torrent circulatoire et déterminer, à un degré variable, la série d'accidents que nous avons mentionnés. Qu'à un moment donné, leur accumulation devienne cause d'obstructions dans les vaisseaux et consécutivement d'abcès dits métastatiques, ce fait confirme le rapprochement qu'il y a à faire entre la septicémie et l'infection purulente.

Donc le pus, par ses caractères spéciaux et par les effets qu'il détermine sur l'ensemble de la circulation et de la nutrition du tissu, amène l'intoxication.

Par quelle cause cette intoxication survient-elle avec autant de rapidité ? cela tient à cette facilité d'absoption d'autant plus grande que l'on se rapproche plus du jeune âge et à la continuité de cette absorption. Le poison putride est enfermé dans

les mailles d'un tissu où rien ne peut l'atteindre, loin d'être éli-
miné il est sans cesse emporté par le courant circulatoire. Cette
gravité particulière anx lésions osseuses traumatiques a été
mise bien en évidence dans la récente discussion à l'Académie
sur l'infection purulente et la doctrine que nous énonçons est
nettement formulée dans le discours de M. Verneuil : « les
lésions osseuses prédisposent spécialement à la septicémie
grave, parce que, plus que toutes les autres, elles permettent et
favorisent même la pénétration continue, prolongée, ou à fortes
doses du poison putride. » Dans le cas qui nous occupe, toutes ces
causes se trouvent réunies au plus haut degré. L'inflammation
se généralise avec une extrême rapidité grâce aux communications non interrompues des couches superficielle et profonde
de l'os, grâce à la jeunesse, si nous pouvons nous exprimer
ainsi, du tissu osseux. Les voies d'absorption sont plus nombreuses à cause de la richesse vasculaire spéciale à cet âge,
enfin le poison n'a pas la ressource d'une voie d'élimination à
l'extérieur, il est fermé, emprisonné jusqu'au moment où inter
vient le chirurgien.

Cette absorption si rapide de la moelle n'est plus à démon-
trer, nous avons cité plus haut les expériences de M. Gosselin.
Dans une thèse remarquable, M. Dubuisson Christôt (Recherches anatomiques et physiologiques sur la moelle des os longs
Paris 1865), a prouvé par des expériences nombreuses et très-
complètes que la moelle des os longs est, de tous les organes,
celui qui absorbe le plus activement, il concluait de plus que
cette puissance d'absorption était due à ses nombreux vaisseaux.
Dans ces dernieres années (Académie de médecine 1871),
M. Demarquay avait répété ces expériences et était arrivé aux
mêmes conclusions.

Nous n'entrerons pas dans la discussion des diverses théories
sur les voies réelles que suit le poison pour amener une intoxication générale.

Nous croyons que c'est par l'intermédiaire des vaisseaux que se fait cette infection et que, non seulement les vaisseaux se laissent pénétrer par le liquide ichoreux, chargé peut-être de vibrions? mais qu'il y a également diapédèse (de dehors en dedans) des éléments dégénérés du pus.

Il est admissibble également qu'à un certain degré les parois des vaisseaux s'enflamment et qu'il se forme des thromboses, des infarctus que nous qualifierions de putrides et qui peuvent être entraînés de toutes pièces. C'est dans ces cas surtout que l'on verra survenir l'infection purulente. Les embolies capillaires, signalées par M. Hayem, ne seraient donc qu'un stade intermédiaire, un lien de transition entre la septicémie sans embolies et la pyohémie (septicémie embolique de M. Verneuil).

En résumé, en dehors de toute condition atmosphérique, sans entrée de l'air dans le foyer, il est possible d'avoir une altération grave, une décomposition putride; en second lieu, l'infection qu'elle provoque survient dès les premiers moments de la maladie : la septicémie existe dès le début, et si à un moment donné, les phénomènes généraux prennent le pas sur les phénomènes locaux, c'est qu'alors la complication domine la scène et a pris la première place.

Une objection se présente, admettre une complication septique sans intervention d'un agent miasmatique, d'un contact délétère, atmosphérique ou autre, c'est admettre l'infection purulente, la septicémie spontanée, et l'on sait si les cas énoncés comme tels, ont été soumis à la critique. Cependant ces faits de septicémie autochtone sont loin d'être controuvés (voy. Richelot, *Union médicale* 1873; Servier, *Gazette hebdomadaire* 1873), et il ne nous répugne pas d'admettre cette complication, étant donné un foyer purulent dans des conditions semblables à celles où nous sommes; le développement est du reste favorisé par le jeune âge, les mauvaises conditions hygiéniques, etc., etc.; cela est si vrai que chez les enfants de la campagne, on trouve une forme d'ostéite aiguë, identique au point de vue nosographique, mais d'une physionomie clinique bien différente, les symptômes généraux graves, typhiques font défaut (Ollier).

En attribuant à ces causes débilitantes une influence relative et non pas originelle, comme certains auteurs, nous n'émettons pas une idée qui soit en désaccord avec les faits. Qu'on regarde ce qui se passe chez l'adulte et que l'on compare ces plaies chez les soldats en temps de guerre ou chez des blessés placés dans les conditions ordinaires de la vie. N'est-ce pas à ces causes réunies de marches forcées, de manque de repos, de nourriture insuffisante, qu'est due la gravité particulière des lésions traumatiques. La statistique des blessures chez les insurgés de la Commune est suffisamment éloquente à cet égard.

Il n'y a donc pas à faire intervenir, selon nous, une diathèse imprimant un cachet particulier, une maladie générale spéciale, tout est dans ce double fait, inflammation subaiguë, infection toxique.

Cela est si vrai, que chez des enfants un peu robustes, l'affection, prise à temps, peut rétrograder ; il n'y aura eu qu'un empoisonnement restreint, suffisant néanmoins, pour développer une fièvre traumatique des plus graves. Que la résorption se fasse plus complète, nous passons à la septicémie, un degré de plus, et nous avons l'infection purulente. Si nous adoptons, à l'exemple de quelques chirurgiens, M. Verneuil, entre autres, cette identité du poison septique, c'est que cette forme de maladie nous semble particulièrement propre à la démonstration de ce fait. Nous voyons, en effet, des malades d'âge et de conditions semblables, avec une affection identique, la mort survient, et, dans un cas, nous avons les lésions de la septicémie, dans l'autre, les abcès métastatiques. Dèslors, entre la septicénie et l'infection purulente, où se trouve la ligne de démarcation? Ce ne sont donc que des degrés d'une seule et même affection. Ce n'est pas un miasme atmosphérique, ce n'est pas un germe apporté du dehors (à moins d'admettre une pénétration par les voies respiratoires), le foyer est clos et l'on a des lésions différentes à l'autopsie. Avec les partisans de l'identité du virus, nous sommes donc autorisé à admettre un même poison, déterminant, suivant les doses, peut-être aussi suivant certaines aptitudes individuelles, des degrés différents d'un même état morbide. « La septicémie, dit M. Verneuil, a des degrés; elle est quelquefois si faible et si fugace, qu'elle passe inaperçue; dans ce cas, la dose du virus absorbé est très-minime, et elle est promptement éliminée; c'est ce qui arrive dans la simple fièvre traumatique, qui est une manifestation ébauchée de la septicémie. »

D'après cela, si l'intervention chirurgicale est aussi souvent impuissante, c'est que la disparition de la lésion locale ne détruit pas cette infection septique, dont les effets, révélés par les symptômes généraux, persistent même après l'ablation du membre et entraînent fatalement la mort du sujet.

Etant donné ce fait que la maladie s'accompagne, dès les premiers instants, d'une infection septique, on voit, par ce que nous avons dit plus haut, qu'il est facile d'expliquer les lésions viscérales que nous trouvons dans un grand nombre de cas. Les unes et les autres sont dues à cette cause, et c'est la seule, à notre avis, qui puisse en donner une raison suffisante. Nous savons bien qn'il y a des cas où ces complications sont peu définies; mais il ne faut pas oublier que maintes fois l'on a à enregistrer des morts au passif de la septicémie sans qu'on puisse justifier autrement que par les symptômes cliniques le diagnostic porté. Il faut bien reconnaître, dit Billroth, que l'autopsie n'ajoute aucun caractère essentiel à la maladie; si l'on n'a pas observé le malade de son vivant, on cherche souvent en vain sur le cadavre la cause de la mort.

Nous citons à ce propos une observation recueillie en 1870 dans le service de M. Ollier, salle Saint-Sacerdos, Hôtel-Dieu de Lyon. Elle s'écarte un peu de notre cadre, à cause de la gangrène que présenta la plaie.

Ostéite aiguë du péroné. Arthrite tibio-tarsienne par propagation. Résection tibio-tarsienne. Septicémie. Grangrène de la plaie. Mort. Autopsie.

X., âgé de 17 ans, d'une bonne santé habituelle, n'a jamais souffert de douleurs rhumatismales.

Il nous raconte qu'il y a quatre semaines environ, sans cause connue, il éprouva subitement dans le pied gauche, au niveau de la « cheville, » une douleur vive et lancinante. Aucune contusion, aucune entorse qui puisse expliquer cette apparition rapide ; pas de refroidissement.

Le lendemain, à la douleur était venue se joindre un gonflement notable. Impossibilité absolue de tout mouvement. Après un repos au lit d'une douzaine de jours, pendant lesquels il fut « très-gravement malade, » un abcès formé sur le côté externe de la jambe, au niveau de la malléole, s'ouvrit spontanément. Diminution du gonflement, persistance des douleurs.

A son entrée, on trouve un gonflement s'étendant du cou-de-pied jusqu'à la moitié supérieure de la jambe. Deux trajets fistuleux situés, l'un à 4 cent. au-dessus de la malléole, le second 1 cent. plus haut, conduisent sur l'os dénudé.

Etat général peu satisfaisant : le malade est pâle, amaigri, la suppuration est assez abondante.

12 mai. — A la suite du cathétérisme des trajets fistuleux, une vive inflammation s'empare de la région. Cataplasmes.

15 mai. — Suppuration abondante. Gonflement plus prononcé. Tout mouvement retentit douloureusement dans l'articulation tibio-tarsienne. Julep diacodé, vin de quina.

16 mai. — Temp. rectale 39 ; pouls 112.

17 mai. — Anesthésie destinée à faciliter l'exploration de la région. L'articulation communique avec les foyers malades. En présence de ces complications, on se décide pour la résection. Résection de la tête du péroné et de la portion épiphysaire du tibia, en ayant soin de ménager la gaîne périostique et les attaches ligamenteuses. Passage d'un drain dans la plaie. Immobilisation dans une gouttière. Soir, pouls 108; temp. rect, 41°.

18 mai. — Nuit assez bonne. Souffrances moindres. Pansement au permanganate de potasse. Pouls 116; T. R. 40°,1. Soir, pouls 124; T. R. 40°,6.

19 mai. — Insomnie. Le malade paraît plus abattu que la veille. Suppuration assez bonne. Pouls 112; T. R. 40°,6. Soir, pouls 120; T. R. 40°,8.

20 mai. — Selle liquide dans la nuit. Affaissement assez prononcé. Langue sèche. Tendance au sommeil. La plaie a néanmoins un assez bon aspect. Pouls 112; T. R. 40°,4. Soir, pouls 120; T. R. 40°,6.

21 mai. — Pouls 108; temp. 40°4. Deux selles diarrhéiques.

22 mai.—Langue fuligineuse. Pas de frissons. L'abattement devient de plus en plus prononcé. Pouls 124; temp. 40°,6. Soir, pouls 148; temp. 41°,6.

23 mai. — Epistaxis dans la matinée. Un frisson d'une demi-heure environ, à 7 heures du matin. Lavement avec 1 gr. laudanum; 2 gr. extr. quina. Pouls, 132; temp. 41°. Soir, pouls 132; temp. 40°,6.

24 mai. — Gangrène de la plaie s'étendant à 0,05 environ de ses bords. On fait à la partie supérieure de la jambe (lieu d'élection de l'amputation) une application circulaire de pâte de Vienne. L'eschare est fendue, et l'on applique des couches de pâte de Canquoin dans le but de pratiquer l'amputation caustique. Pouls 124; temp. 39°,6. Soir, pouls 142; temp. 39°4. Délire pendant toute la journée. La gangrène remonte jusqu'à la partie moyenne de la jambe. Le malade est pris de délire

intense dans la soirée, puis il s'affaisse vers le milieu de la nuit et meurt à 5 heures du matin.

Autopsie. 26 heures après la mort. Cadavre peu rigide, tympanisé. Phlyctènes énormes le long du dos et aux fesses, de la dimension d'une tête de fœtus, remplies d'un liquide séro-sanguin noirâtre. Ventre tympanisé. Bourses gonflées par des gaz infiltrés dans le tissu cellulaire.

Poumons et cœur sains. Quelques adhérences pleurales faciles à déchirer. Caillots sanguins peu fermes, remplissant les cavités cardiaques.

Rien dans l'intestin. Foie putréfié. Reins hypertrophiés. Stéatose siégeant surtout dans la couche corticale.

Vessie complètement vide, normale. L'urine n'a pas été examinée du vivant du malade.

Plaie noirâtre, laissant couler un liquide purulent, sanieux et fétide. Les fusées purulentes ne se continuent pas au-delà de 0,03 de la plaie. L'astragale est le siége d'une ostéite raréfiante ; le tibia n'est atteint que dans une portion très-limitée de sa diaphyse. Le péroné est dépouillé de son périoste sur une longueur de 0,07. On le décolle avec une très-grande facilité jusqu'au niveau de l'application caustique.

Pas de caillots veineux au niveau de la plaie ni dans le reste du membre. Sang visqueux noirâtre. Les veines saphène et crurale contiennent une grande quantité de larges gouttelettes huileuses ; on en trouve jusque dans la veine iliaque.

Adénite inguinale. Ganglions assez fermes.

Un peu d'épanchement intra-articulaire dans le genou. Sérosité limpide. Rien dans les articulations du tarse proprement dit.

Nous aurions voulu donner un résumé de toutes les observa
tions publiées et ayant trait à notre sujet ; cette analyse nous
entraînerait dans des développements trop considérables. On
en trouve un certain nombre dans la thèse de M. Culot ; quant
à celles où il y a eu complication de pyohémie, elles sont assez
nombreuses.

CONCLUSIONS.

1° L'ostéite aiguë de l'adolescence s'accompagne de lésions variées du côté des principaux viscères ;

2° Les lésions sont dues à une infection septique ;

3° Cette infection septique, née du foyer, est due à l'inflammation rapide, à l'absorption facile des produits par la moelle et au défaut absolu de leur élimination à l'extérieur ;

4° Suivant le degré de résorption, cette infection détermin une fièvre traumatique grave, une septicémie aiguë ou l'infection purulente.

Paris. — A. PARENT, imprimeur de la Faculté de Médecine, rue M.-le-Prince, 29-31.

9 782014 078732